# Controlando la Diabetes: Guía para Gestionar la Diabetes Tipo 1, Tipo 2 y Gestacional. Estrategias Prácticas para el Manejo del Azúcar en Sangre y Adaptación al Estilo de Vida

**Mejora tu Calidad de Vida**

Dr. Paul Sterling

Published by NovaLife Medical Research Center, 2023.

CONTROLANDO LA DIABETES: GUÍA PARA GESTIONAR LA DIABETES TIPO 1, TIPO 2 Y GESTACIONAL. ESTRATEGIAS PRÁCTICAS PARA EL MANEJO DEL AZÚCAR EN SANGRE Y ADAPTACIÓN AL ESTILO DE VIDA

**First edition. November 12, 2023.**

Copyright © 2023 Dr. Paul Sterling.

ISBN: 979-8223685814

Written by Dr. Paul Sterling.

# Also by Dr. Paul Sterling

**Mejora tu Calidad de Vida**

Domina la Gastritis: Guía Integral para Comprender y Tratar la Gastritis Aguda, Crónica y Erosiva, además del Manejo de la Inflamación Estomacal

Controlando la Diabetes: Guía para Gestionar la Diabetes Tipo 1, Tipo 2 y Gestacional. Estrategias Prácticas para el Manejo del Azúcar en Sangre y Adaptación al Estilo de Vida

# Tabla de Contenido

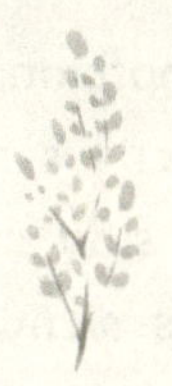

# Prologo

Es un honor darles la bienvenida a *"Controlando la Diabetes: Guía para Gestionar la Diabetes Tipo 1, Tipo 2 y Gestacional. Estrategias Prácticas para el Manejo del Azúcar en Sangre y Adaptación al Estilo de Vida"*, un recurso informativo diseñado para brindar orientación precisa y práctica a aquellos que enfrentan el desafío diario de vivir con diabetes. En estas páginas, encontrarán un compendio de conocimientos médicos sólidos, estrategias de manejo efectivas y consejos prácticos para ayudarles a tomar el control de su salud y vivir una vida plena y activa.

La diabetes puede parecer abrumadora al principio, pero estamos aquí para decirles que no están solos en este viaje. Este libro ha sido creado con cuidado y dedicación por expertos médicos y profesionales de la salud, con el objetivo de proporcionarles una guía confiable y comprensiva. Cada palabra que encontrarán aquí ha sido cuidadosamente seleccionada para ofrecerles información precisa y clara, libre de jergas médicas complicadas y llenas de empatía por las experiencias únicas que cada uno de ustedes enfrenta.

Nuestra intención es no solo informar, sino también empoderarlos. La diabetes no debería limitar sus sueños, aspiraciones o calidad de vida. En lugar de ver esta condición como una barrera, los alentamos a considerarla como un desafío superable. Con el conocimiento adecuado y las herramientas correctas, pueden enfrentar cada día con confianza y determinación.

Este libro les proporcionará una comprensión detallada de los diferentes tipos de diabetes, desde el tipo 1 hasta el tipo 2 y la diabetes gestacional. Aprenderán sobre las causas subyacentes, los métodos de diagnóstico y las opciones de tratamiento disponibles. Además, exploraremos los aspectos prácticos del manejo diario, desde la planificación de comidas y el monitoreo de glucosa hasta la importancia del ejercicio y el manejo del estrés.

No nos detendremos en lo puramente médico. También abordaremos los aspectos emocionales de vivir con diabetes. Sabemos que la salud mental es igual de importante que la física, y les proporcionaremos estrategias para mantener una actitud positiva y motivada, incluso en los momentos más desafiantes.

Cada página de este libro ha sido creada pensando en ustedes, en sus necesidades y preocupaciones. Los alentamos a que lo utilicen como una herramienta práctica, consultándolo siempre que lo necesiten y aplicando los conocimientos adquiridos en su vida diaria. Recuerden que, aunque enfrentan una condición crónica, tienen el poder de controlarla y vivir una vida plena.

Así que, queridos lectores, les damos la bienvenida a este viaje hacia una vida saludable y controlada. Con cada página que lean, esperamos que encuentren inspiración, orientación y, sobre todo, esperanza. Juntos, enfrentaremos la diabetes y construiremos un futuro lleno de bienestar y posibilidades.

Con cálidos saludos y mejores deseos,

El Dr. Paul Sterling

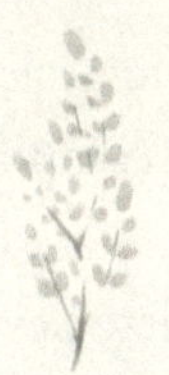

# Introducción

La diabetes, una enfermedad crónica caracterizada por niveles elevados de glucosa en sangre, presenta desafíos significativos para quienes la padecen. Este libro, "Controla tu Diabetes", se centra en proporcionar información médica precisa y clara, así como estrategias prácticas para ayudarte a manejar eficazmente esta condición y vivir una vida saludable y plena.

En las páginas que siguen, encontrarás una exploración detallada de los diferentes tipos de diabetes, incluidos el tipo 1, el tipo 2 y la diabetes gestacional. Desglosaremos las causas subyacentes de cada tipo y las diferencias en los enfoques de tratamiento. Además, profundizaremos en las complicaciones potenciales y cómo prevenirlas o manejarlas de manera efectiva.

El libro también abordará aspectos fundamentales del manejo diario de la diabetes, desde la planificación de comidas y el monitoreo de la glucosa hasta la importancia del ejercicio regular y el manejo del estrés. Te proporcionaremos consejos médicos específicos sobre cómo adaptar tu estilo de vida y hábitos para mantener niveles de glucosa en sangre estables.

En los capítulos dedicados al empleo y la educación, te orientaremos sobre tus derechos y adaptaciones razonables que pueden hacerse en el entorno laboral y educativo. Es fundamental que comprendas tus derechos y cómo abogar por ellos para garantizar un ambiente propicio en el trabajo y en el aula.

Además, nos adentraremos en el aspecto emocional de vivir con diabetes. A menudo, esta condición puede generar estrés, ansiedad y depresión. Abordaremos estas preocupaciones y te proporcionaremos estrategias para mantener una actitud positiva y mantener la motivación incluso en los momentos más desafiantes.

Este libro se ha creado con un enfoque médico riguroso y palabras claras para brindarte información precisa y confiable. Rechazamos las metáforas y las analogías en favor de una comunicación directa y comprensible. Cada consejo y recomendación se basa en evidencia científica sólida y está respaldado por profesionales médicos expertos en el campo de la diabetes.

Al leer estas páginas, te alentamos a adoptar un enfoque proactivo hacia tu salud. La diabetes no debería impedirte llevar una vida plena y significativa. Con el conocimiento adecuado y la determinación para aplicarlo, puedes tomar el control de tu salud y manejar eficazmente esta condición crónica.

Este libro es una herramienta valiosa que te equipará con el conocimiento necesario para navegar por el desafío de la diabetes con confianza y determinación. Estamos aquí para proporcionarte las herramientas y la información que necesitas para llevar una vida saludable y activa, incluso mientras enfrentas la diabetes. Juntos, abordaremos esta condición con comprensión y determinación, avanzando hacia un futuro más saludable y controlado.

## 1.1 Definición y Tipos de Diabetes:

La diabetes es una condición crónica que afecta la forma en que el cuerpo utiliza la glucosa, un tipo de azúcar que es nuestra principal fuente de energía. Para comprenderla mejor, es esencial conocer los distintos tipos de diabetes y cómo se desarrollan.

- **Diabetes Tipo 1:** La diabetes tipo 1 es una forma de diabetes autoinmune. En esta condición, el sistema inmunológico del cuerpo ataca y destruye las células beta en el páncreas, las cuales son responsables de producir insulina. La insulina es crucial para permitir que la glucosa entre en las células y proporcione energía. Sin suficiente insulina, los niveles de glucosa en sangre aumentan, lo que puede llevar a problemas de salud graves. Las personas con diabetes tipo 1 necesitan inyecciones diarias de insulina para controlar sus niveles de glucosa.
- **Diabetes Tipo 2:** La diabetes tipo 2 es la forma más común de diabetes y generalmente se desarrolla en la edad adulta, aunque también puede afectar a niños y adolescentes. En la diabetes tipo 2, el cuerpo no produce suficiente insulina o las células no responden adecuadamente a la insulina que se produce. Esto se conoce como resistencia a la insulina. La diabetes tipo 2 a menudo está relacionada con la obesidad y el estilo

de vida sedentario. Aunque la dieta y el ejercicio pueden ayudar a controlar esta forma de diabetes, a veces se necesitan medicamentos orales o inyecciones de insulina.

- **Diabetes Gestacional:** La diabetes gestacional ocurre durante el embarazo cuando el cuerpo no puede producir suficiente insulina adicional para satisfacer las necesidades del cuerpo. Esto puede provocar niveles elevados de glucosa en sangre. La diabetes gestacional puede aumentar el riesgo tanto para la madre como para el bebé, pero con un control adecuado, generalmente se resuelve después del parto.

- **Diabetes Monogénica y Otros Tipos:** Además de los tipos principales mencionados, existen formas menos comunes de diabetes, como la diabetes monogénica, que es causada por una sola mutación genética. También hay diabetes secundaria, que se desarrolla como resultado de otras condiciones médicas, como enfermedades del páncreas o el uso de ciertos medicamentos.

Comprender estos tipos de diabetes es esencial para un manejo efectivo de la enfermedad. Cada tipo requiere enfoques específicos en cuanto a tratamiento, monitoreo y estilo de vida. En las páginas siguientes, exploraremos en detalle las estrategias para gestionar cada tipo, proporcionando conocimientos fundamentales y empoderando a los lectores para vivir una vida plena y saludable a pesar de esta condición crónica.

## 1.2 Causas y Factores de Riesgo de la Diabetes

La diabetes es una condición compleja, y su desarrollo puede ser influenciado por diversas causas y factores de riesgo. Comprender estos elementos esencialmente nos proporciona las herramientas necesarias para la prevención y el manejo adecuado de esta enfermedad crónica.

Causas:

- **Genética:** La predisposición genética juega un papel crucial en el desarrollo de la diabetes. Si tienes familiares cercanos con diabetes, es más probable que estés en riesgo de desarrollarla también.

- **Autoinmunidad:** En la diabetes tipo 1, el sistema inmunológico ataca por error las células productoras de insulina en el páncreas. Aunque no se comprende completamente por qué ocurre esto, se cree que factores genéticos y ambientales desempeñan un papel.
- **Resistencia a la Insulina:** En la diabetes tipo 2, el cuerpo puede producir insulina, pero las células no responden adecuadamente a esta hormona. Esta resistencia a la insulina puede ser causada por factores genéticos y de estilo de vida, como la obesidad y la falta de actividad física.

Factores de Riesgo:

- **Obesidad:** La obesidad, especialmente el exceso de grasa abdominal, es uno de los principales factores de riesgo para la diabetes tipo 2. La grasa abdominal puede causar resistencia a la insulina, lo que lleva a niveles elevados de glucosa en sangre.
- **Inactividad Física:** La falta de actividad física regular puede contribuir al desarrollo de la diabetes tipo 2. El ejercicio regular no solo ayuda a controlar el peso, sino que también mejora la sensibilidad a la insulina.
- **Dieta Desbalanceada:** Consumir alimentos altos en calorías, grasas saturadas y azúcares procesados aumenta el riesgo de diabetes. Una dieta rica en frutas, verduras, granos enteros y proteínas magras es fundamental para prevenir la diabetes tipo 2.
- **Historial Familiar:** Como se mencionó anteriormente, tener familiares con diabetes aumenta significativamente el riesgo. La genética puede jugar un papel importante en la predisposición a la enfermedad.
- **Edad y Origen Étnico:** El riesgo de diabetes tipo 2 aumenta con la edad, especialmente después de los 45 años. Además, ciertos grupos étnicos, como los afroamericanos, hispanos, nativos americanos y asiático-americanos, tienen un mayor riesgo.
- **Presión Arterial Alta y Colesterol Elevado:** La hipertensión y los niveles elevados de colesterol LDL ("malo") están vinculados a un mayor riesgo de desarrollar diabetes tipo 2.

Es vital tener en cuenta estos factores de riesgo y trabajar en su prevención. Adoptar un estilo de vida saludable que incluya una dieta equilibrada, actividad física regular y control del peso puede marcar una gran diferencia en la reducción del riesgo de diabetes. Además, la conciencia sobre el historial familiar y los chequeos médicos regulares pueden ayudar en la detección temprana y el manejo efectivo de esta enfermedad crónica.

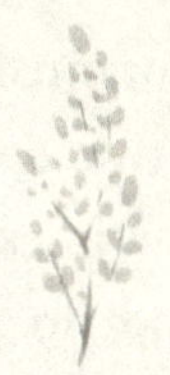

# CAPITULO 1: Comprender los tipos de diabetes

## 2.1 Diabetes Tipo 1: Causas, Síntomas y Tratamiento:

La diabetes tipo 1 es una condición médica crónica que afecta a personas de todas las edades, aunque a menudo se diagnostica en la infancia o adolescencia. A diferencia de la diabetes tipo 2, en la que el cuerpo desarrolla resistencia a la insulina o no produce suficiente insulina para satisfacer las necesidades del cuerpo, la diabetes tipo 1 se caracteriza por una respuesta autoinmune que ataca y destruye las células beta en el páncreas. Estas células son responsables de producir insulina, una hormona esencial para permitir que las células absorban y utilicen la glucosa de la sangre como fuente de energía.

**Causas:**

La causa exacta de la diabetes tipo 1 no se comprende completamente, pero se cree que una combinación de factores genéticos y ambientales desempeña un papel en su desarrollo. Se sabe que ciertos genes aumentan la susceptibilidad a la diabetes tipo 1, pero no todas las personas con estos genes desarrollan la enfermedad. Además, se ha observado que infecciones virales y factores ambientales pueden desencadenar la respuesta autoinmune que conduce a la destrucción de las células beta.

**Síntomas:**

Los síntomas de la diabetes tipo 1 pueden surgir de manera repentina y ser intensos. Algunos de los síntomas más comunes incluyen:

- **Aumento de la Sed y la Micción:** Debido a los altos niveles de glucosa en sangre, el cuerpo trata de eliminar el exceso de azúcar a través de la orina, lo que puede llevar a una sed inusualmente intensa y micciones frecuentes, especialmente durante la noche.

- **Hambre Excesiva:** A pesar de comer regularmente, las personas con diabetes tipo 1 pueden experimentar hambre constante. Esto se debe a que las células del cuerpo no pueden absorber adecuadamente la glucosa, lo que lleva a una sensación persistente de hambre.
- **Pérdida de Peso No Intencional:** La pérdida de peso sin motivo aparente es un síntoma clásico de la diabetes tipo 1. El cuerpo recurre a descomponer las grasas y los músculos para obtener energía, lo que conduce a la pérdida de peso incluso cuando se come lo suficiente.
- **Fatiga y Debilidad:** La falta de glucosa que llega a las células para ser utilizada como energía puede provocar fatiga constante y debilidad muscular, incluso después del descanso adecuado.
- **Cambios en el Estado de Ánimo:** Los desequilibrios en los niveles de glucosa pueden afectar el estado de ánimo, provocando irritabilidad, cambios emocionales bruscos y dificultad para concentrarse.
- **Visión Borrosa:** Los niveles elevados de glucosa en sangre pueden afectar la forma en que el ojo enfoca, lo que lleva a la visión borrosa.
- **Infecciones Frecuentes:** La diabetes tipo 1 puede debilitar el sistema inmunológico, lo que hace que las personas sean más propensas a infecciones, especialmente en la piel, encías y tracto urinario.
- Tratamiento:
- El tratamiento principal para la diabetes tipo 1 implica la administración diaria de insulina. Las personas con esta forma de diabetes deben inyectarse insulina varias veces al día o utilizar una bomba de insulina que libera dosis controladas a lo largo del día. El objetivo es mantener los niveles de glucosa en sangre dentro de un rango normal para prevenir complicaciones a largo plazo.

Además de la insulina, el manejo de la diabetes tipo 1 implica un monitoreo constante de los niveles de glucosa en sangre, una dieta equilibrada y la participación regular en actividades físicas. La educación continua sobre la enfermedad y el apoyo emocional son esenciales para ayudar a las personas con diabetes tipo 1 a llevar una vida plena y activa, a pesar de los desafíos que presenta esta condición crónica. Con el tratamiento adecuado y el apoyo necesario, las personas con diabetes tipo 1 pueden llevar una vida saludable y productiva.

## 2.2 Diabetes Tipo 2: Factores de Riesgo y Prevención:

La diabetes tipo 2 es una condición crónica que afecta la forma en que el cuerpo utiliza la insulina o, en algunos casos, no produce suficiente insulina para mantener los niveles de glucosa en sangre dentro de un rango normal. A diferencia de la diabetes tipo 1, que generalmente se desarrolla en la infancia o adolescencia, la diabetes tipo 2 suele diagnosticarse en adultos, aunque cada vez es más común en personas jóvenes debido a los cambios en el estilo de vida.

**Factores de Riesgo:**

Varios factores aumentan el riesgo de desarrollar diabetes tipo 2. Uno de los factores de riesgo más significativos es la obesidad, especialmente cuando el exceso de grasa se acumula alrededor del abdomen. Las células grasas, especialmente las que se encuentran en el área abdominal, liberan sustancias químicas que pueden provocar resistencia a la insulina, lo que dificulta que las células absorban la glucosa.

La falta de actividad física es otro factor de riesgo importante. El ejercicio regular no solo ayuda a controlar el peso, sino que también mejora la sensibilidad a la insulina, lo que permite que las células utilicen la glucosa de manera más eficaz.

La dieta desequilibrada, rica en calorías, grasas saturadas y azúcares procesados, también contribuye al riesgo de diabetes tipo 2. El consumo excesivo de alimentos procesados y bebidas azucaradas puede aumentar los niveles de glucosa en sangre y provocar el desarrollo de la enfermedad.

El historial familiar de diabetes tipo 2 también aumenta la probabilidad de desarrollar la enfermedad. Si tienes padres o hermanos con diabetes tipo 2, es importante prestar atención a los factores de riesgo y adoptar un estilo de vida saludable para reducir las posibilidades de desarrollar la enfermedad.

**Prevención:**

La buena noticia es que la diabetes tipo 2 en muchos casos se puede prevenir o retrasar con cambios en el estilo de vida. La pérdida de peso, incluso una pérdida modesta, y el aumento de la actividad física pueden marcar una gran diferencia. Incluso perder el 5-10% del peso corporal puede reducir significativamente el riesgo de desarrollar diabetes tipo 2.

Adoptar una dieta equilibrada y nutritiva es clave para la prevención. En lugar de alimentos procesados y azucarados, se deben incluir en la dieta alimentos ricos en fibra, como frutas, verduras, granos enteros y proteínas magras. Evitar el exceso de calorías y las grasas saturadas también es fundamental para mantener un peso saludable y reducir el riesgo de diabetes.

La actividad física regular es esencial para prevenir la diabetes tipo 2. Se recomienda al menos 150 minutos de ejercicio aeróbico moderado o 75 minutos de ejercicio vigoroso por semana, junto con actividades de fortalecimiento muscular al menos dos veces por semana.

Además de estos cambios en el estilo de vida, es fundamental realizar chequeos médicos regulares para controlar los niveles de glucosa en sangre y otros factores de riesgo. La detección temprana y el manejo adecuado de los factores de riesgo pueden marcar la diferencia en la prevención de la diabetes tipo 2 y en la promoción de una vida saludable y activa.

## 2.3 Diabetes Gestacional: Manejo Durante el Embarazo:

La diabetes gestacional es un tipo de diabetes que se desarrolla durante el embarazo. Afecta a algunas mujeres que antes del embarazo no tenían diabetes. Aunque la diabetes gestacional generalmente desaparece después del parto, puede tener efectos significativos en la salud de la madre y el bebé. El manejo adecuado de la diabetes gestacional durante el embarazo es esencial para garantizar un resultado positivo tanto para la madre como para el bebé.

**Diagnóstico y Control:**

El diagnóstico de la diabetes gestacional generalmente se realiza entre las semanas 24 y 28 del embarazo mediante un examen de glucosa en ayunas y un seguimiento de la glucosa en sangre después de beber una solución de glucosa. Si se diagnostica diabetes gestacional, es crucial comenzar un control adecuado de los niveles de glucosa.

El control se logra a través de cambios en la dieta y el ejercicio, y en algunos casos, se pueden requerir medicamentos orales o insulina. El objetivo es mantener los niveles de glucosa en sangre dentro de un rango normal para evitar complicaciones para la madre y el bebé.

**Monitoreo de Glucosa:**

Durante el embarazo, se requiere un monitoreo constante de los niveles de glucosa en sangre para asegurarse de que estén bajo control. Esto se logra mediante la autoevaluación de glucosa en casa con un medidor de glucosa. Los registros diarios de glucosa ayudan a los médicos a ajustar el tratamiento según sea necesario.

**Dieta y Nutrición:**

Una parte fundamental del manejo de la diabetes gestacional es mantener una dieta equilibrada. Las mujeres embarazadas con diabetes gestacional deben seguir una dieta que controle la cantidad y el tipo de carbohidratos, y que incluya proteínas magras, grasas saludables y una variedad de frutas y verduras.

El control de las porciones y el seguimiento de la ingesta de carbohidratos son fundamentales. Los alimentos ricos en fibra, como granos enteros, legumbres y vegetales, son opciones excelentes para mantener los niveles de glucosa en sangre estables.

**Ejercicio Físico:**

El ejercicio regular es beneficioso tanto para las mujeres embarazadas como para el control de la diabetes gestacional. Se recomienda la actividad física moderada, como caminar o nadar, al menos 30 minutos al día. El ejercicio ayuda a mantener un peso saludable y mejora la sensibilidad a la insulina.

**Medicamentos e Insulina:**

En algunos casos, el control de la diabetes gestacional no se logra mediante la dieta y el ejercicio solamente, y se pueden requerir medicamentos orales o insulina para mantener los niveles de glucosa en sangre bajo control. Estos medicamentos se utilizan bajo la supervisión de un médico y un equipo de atención médica.

**Seguimiento Prenatal:**

Durante el embarazo, las mujeres con diabetes gestacional requieren un seguimiento prenatal más cercano. Esto incluye visitas regulares al médico y posiblemente a un endocrinólogo. También se realizan ultrasonidos para controlar el crecimiento y la salud del bebé.

**Riesgos y Complicaciones:**

Si la diabetes gestacional no se controla adecuadamente, puede llevar a complicaciones para la madre y el bebé. Algunas de las complicaciones incluyen:

- **Crecimiento fetal excesivo:** La diabetes gestacional no controlada puede llevar a un crecimiento excesivo del bebé, lo que puede requerir un parto por cesárea.

- **Hipoglucemia neonatal:** Los bebés nacidos de madres con diabetes gestacional mal controlada pueden experimentar niveles bajos de glucosa en sangre después del nacimiento.
- **Presión arterial alta y preeclampsia:** Las mujeres embarazadas con diabetes gestacional tienen un mayor riesgo de desarrollar presión arterial alta y preeclampsia.
- **Parto prematuro:** La diabetes gestacional puede aumentar el riesgo de parto prematuro.

El manejo adecuado de la diabetes gestacional durante el embarazo es esencial para prevenir complicaciones y garantizar un resultado positivo para la madre y el bebé. El seguimiento de las recomendaciones médicas y el autocuidado son fundamentales para un embarazo saludable y exitoso

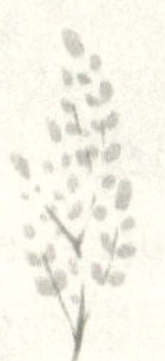

# CAPITULO 3: Diagnóstico y monitoreo

## 3.1 Métodos de diagnóstico

El diagnóstico temprano y preciso de la diabetes es fundamental para un manejo efectivo y la prevención de complicaciones a largo plazo. A lo largo de los años, se han desarrollado varios métodos para diagnosticar la diabetes y evaluar los niveles de glucosa en sangre. Estos métodos son fundamentales para determinar el tipo de diabetes y establecer un plan de tratamiento adecuado.

- Pruebas de Glucosa en Ayunas:

Una de las pruebas más comunes para diagnosticar la diabetes es la prueba de glucosa en ayunas. Esta prueba se realiza después de un período de ayuno nocturno y mide los niveles de glucosa en sangre en ese momento. Si los resultados muestran niveles de glucosa en ayunas iguales o superiores a 126 mg/dL en dos pruebas separadas, se confirma el diagnóstico de diabetes.

- Prueba de Hemoglobina A1c:

La prueba de hemoglobina A1c es otra herramienta importante para el diagnóstico de la diabetes. Esta prueba proporciona una medida del control del azúcar en sangre durante los últimos dos o tres meses al evaluar el porcentaje de hemoglobina que ha sido afectada por el azúcar en la sangre. Un resultado de A1c del 6.5% o superior confirma el diagnóstico de diabetes.

- Prueba de Tolerancia a la Glucosa Oral:

La prueba de tolerancia a la glucosa oral implica beber una solución de glucosa y medir los niveles de glucosa en sangre dos horas después. Esta prueba se utiliza para evaluar cómo el cuerpo procesa la glucosa. Un resultado igual o superior a 200 mg/dL dos horas después de beber la solución confirma el diagnóstico de diabetes.

- Pruebas de Glucosa Posprandial:

Las pruebas de glucosa posprandial se realizan dos horas después de comer una comida. Los niveles de glucosa posprandial ayudan a evaluar cómo el cuerpo maneja el azúcar después de las comidas. Si los resultados muestran niveles de glucosa iguales o superiores a 200 mg/dL, puede indicar diabetes.

- Monitoreo Continuo de Glucosa:

El monitoreo continuo de glucosa (CGM) es una tecnología más reciente que implica el uso de un sensor bajo la piel para medir los niveles de glucosa en tiempo real durante todo el día. Los datos recopilados proporcionan información detallada sobre cómo los alimentos, el ejercicio y otros factores afectan los niveles de azúcar en sangre. Aunque no se utiliza para el diagnóstico inicial, el CGM es vital para el manejo a largo plazo de la diabetes.

El diagnóstico temprano y preciso de la diabetes es esencial para un manejo efectivo y para prevenir complicaciones a largo plazo. Las pruebas de glucosa en ayunas, la hemoglobina A1c, la tolerancia a la glucosa oral y las pruebas de glucosa posprandial son herramientas clave para diagnosticar la diabetes y determinar el tipo específico de la enfermedad. Además, el monitoreo continuo de glucosa proporciona información valiosa para el manejo diario de la enfermedad. Un diagnóstico oportuno y un cuidado adecuado permiten a las personas con diabetes llevar una vida activa y saludable mientras controlan sus niveles de glucosa en sangre de manera efectiva.

# 3.2 Importancia del monitoreo regular

El monitoreo regular de los niveles de glucosa en sangre es una práctica fundamental para las personas que viven con diabetes. A menudo se dice que el control es poder, y en el caso de la diabetes, esto es especialmente cierto. El monitoreo regular no solo brinda información vital sobre cómo el cuerpo responde a los alimentos, el ejercicio y la medicación, sino que también desempeña un papel crucial en la prevención de complicaciones a largo plazo.

- Control Personalizado:

Cada persona es única, y la forma en que la diabetes afecta su cuerpo puede variar ampliamente. El monitoreo regular permite una comprensión personalizada de cómo los alimentos, la actividad física y otros factores afectan los niveles de glucosa en sangre. Al llevar un registro regular de los niveles de azúcar en la sangre y los patrones observados, las personas con diabetes y sus médicos pueden ajustar el tratamiento y el estilo de vida de manera específica para satisfacer sus necesidades individuales. Esto no solo mejora el control glucémico, sino que también ayuda a prevenir complicaciones relacionadas con la diabetes.

- Prevención de Complicaciones:

Uno de los mayores riesgos asociados con la diabetes mal controlada son las complicaciones a largo plazo. Estas pueden incluir enfermedades cardíacas, daño renal, problemas oculares, neuropatía y úlceras en los pies. Sin un control adecuado de los niveles de glucosa en sangre, estos problemas pueden surgir y afectar significativamente la calidad de vida. Sin embargo, el monitoreo regular permite detectar cualquier aumento inusual en los niveles de glucosa y tomar medidas para prevenir complicaciones antes de que se conviertan en problemas graves.

- Empoderamiento y Conciencia:

El monitoreo regular no solo proporciona datos para los profesionales de la salud, sino que también empodera a las personas con diabetes al darles un mayor control sobre su salud. Al estar al tanto de sus niveles de glucosa en sangre y comprender cómo los alimentos, el ejercicio y otros factores afectan estos niveles, las personas con diabetes pueden tomar decisiones informadas sobre su estilo de vida y tratamiento. Esta conciencia puede llevar a una mejor toma de decisiones en cuanto a la dieta, la medicación y la actividad física, lo que a su vez mejora la calidad de vida y el bienestar general.

- Fomento de la Autocuidado:

El monitoreo regular fomenta la cultura del autocuidado en las personas con diabetes. Al asumir un papel activo en el manejo de su condición, las personas con diabetes pueden aprender a reconocer las señales de advertencia de niveles de glucosa anormales y tomar medidas rápidas para corregirlos. Esto puede incluir ajustes en la dieta, dosis de medicamentos o actividad física adicional. El autocuidado empoderador no solo beneficia la salud física, sino que también puede tener un impacto positivo en la salud mental al reducir el estrés y la ansiedad relacionados con la enfermedad.

El monitoreo regular de los niveles de glucosa en sangre es esencial para el manejo efectivo de la diabetes. Proporciona información personalizada, previene complicaciones a largo plazo, empodera a las personas con diabetes, fomenta la cultura del autocuidado y mejora la calidad de vida en general. Al incorporar el monitoreo regular como una práctica habitual, las personas con diabetes pueden vivir vidas plenas y saludables mientras controlan eficazmente su condición.

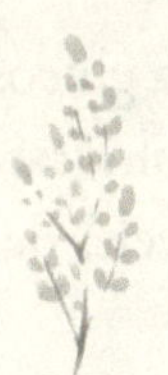

# CAPITULO 4: Manejo del Estilo de Vida

## 4.1 Planificación de comidas y dieta balanceada

La planificación de comidas y una dieta balanceada son componentes cruciales en el manejo efectivo de la diabetes. Cuando se vive con esta condición crónica, lo que se come y cómo se planifican las comidas puede marcar una gran diferencia en los niveles de glucosa en sangre, el control del peso y, en última instancia, en la calidad de vida. A través de una dieta bien equilibrada y una planificación cuidadosa, las personas con diabetes pueden controlar sus niveles de azúcar en sangre, prevenir complicaciones y disfrutar de una vida saludable y activa.

- Importancia de la Planificación de Comidas:

La planificación cuidadosa de las comidas es esencial para las personas con diabetes. En lugar de enfocarse únicamente en la restricción calórica, la atención se centra en elegir alimentos que ayuden a mantener los niveles de glucosa en sangre dentro de un rango saludable. Esto implica la consideración cuidadosa de los carbohidratos, grasas, proteínas, fibra y micronutrientes en cada comida.

- Control de Carbohidratos:

Los carbohidratos tienen un impacto directo en los niveles de glucosa en sangre. Por lo tanto, es fundamental controlar la cantidad y el tipo de carbohidratos que se consumen. Optar por carbohidratos complejos y de bajo índice glucémico, como granos enteros, legumbres y verduras, ayuda a mantener la glucosa en sangre estable. Además, es importante distribuir los carbohidratos a lo largo del día para evitar picos y caídas bruscas en los niveles de azúcar en sangre.

- Incorporación de Proteínas y Grasas Saludables:

Las proteínas y las grasas saludables son componentes esenciales de una dieta equilibrada para las personas con diabetes. Las proteínas ayudan a mantener la saciedad y la masa muscular, mientras que las grasas saludables, como las encontradas en aguacates, nueces y aceite de oliva, son beneficiosas para la salud del corazón. Al elegir fuentes magras de proteínas y grasas saludables, se puede mantener un equilibrio adecuado en la dieta.

- Fibra y Micronutrientes:

La fibra dietética es fundamental para la digestión y puede ayudar a controlar los niveles de glucosa en sangre. Los alimentos ricos en fibra, como frutas, verduras, legumbres y granos enteros, deben ser una parte integral de la dieta diaria. Además, es crucial asegurarse de obtener suficientes vitaminas y minerales a través de una variedad de alimentos para mantener la salud general y el bienestar.

- Tamaño de las Porciones y Control Calórico:

El tamaño de las porciones y el control calórico son aspectos importantes de la planificación de comidas para las personas con diabetes. Controlar el tamaño de las porciones ayuda a evitar el exceso de calorías y puede ayudar en la gestión del peso, lo que a su vez mejora la sensibilidad a la insulina. Es importante aprender a leer las etiquetas de los alimentos y comprender las porciones recomendadas para evitar consumir más calorías de las necesarias.

- La Importancia de la Educación y el Apoyo:

La educación sobre la planificación de comidas y una dieta balanceada es esencial para las personas con diabetes. Trabajar con un dietista registrado o un educador en diabetes puede proporcionar orientación personalizada sobre cómo crear un plan de comidas adecuado para las necesidades individuales. Además, el apoyo emocional y la comprensión del entorno cercano son vitales para mantener la motivación y el compromiso con una dieta saludable.

La planificación de comidas y una dieta balanceada son piedras angulares en el manejo efectivo de la diabetes. Al elegir cuidadosamente los alimentos, controlar los carbohidratos, incorporar proteínas y grasas saludables, y prestar atención al tamaño de las porciones, las personas con diabetes pueden mantener niveles de glucosa en sangre estables y mejorar su calidad de vida. Con educación, apoyo y compromiso, es posible disfrutar de una dieta deliciosa y equilibrada mientras se controla la diabetes de manera efectiva.

# 4.2 Ejercicio y actividad física: Beneficios

El ejercicio y la actividad física desempeñan un papel fundamental en el manejo de la diabetes. Para las personas con esta condición crónica, incorporar ejercicio regular en su rutina diaria no solo mejora la salud física, sino que también tiene impactos positivos en la salud mental y emocional. Aquí, exploraremos los beneficios significativos del ejercicio y la actividad física para las personas con diabetes.

- Control de los Niveles de Glucosa en Sangre:

Uno de los beneficios más importantes del ejercicio para las personas con diabetes es su capacidad para controlar los niveles de glucosa en sangre. Durante la actividad física, los músculos utilizan la glucosa como fuente de energía, lo que reduce los niveles de azúcar en sangre. Además, el ejercicio mejora la sensibilidad a la insulina, permitiendo que las células del cuerpo absorban la glucosa de manera más eficiente. La combinación de estos efectos puede ayudar a mantener los niveles de glucosa en un rango saludable.

- Mejora de la Sensibilidad a la Insulina:

La sensibilidad a la insulina es crucial para las personas con diabetes, especialmente para aquellos con diabetes tipo 2, donde las células del cuerpo no responden adecuadamente a la insulina. El ejercicio regular mejora la sensibilidad a la insulina, lo que significa que las células pueden utilizar la insulina de manera más efectiva para absorber la glucosa. Esto ayuda a reducir la resistencia a la insulina y contribuye al control a largo plazo de la diabetes.

- Gestión del Peso y Reducción del Estrés:

El ejercicio es una herramienta poderosa para la gestión del peso. El mantenimiento de un peso saludable es crucial para las personas con diabetes, ya que el exceso de peso puede empeorar la resistencia a la insulina. Además, el ejercicio regular ayuda a reducir el estrés, un factor que puede afectar negativamente los niveles de glucosa en sangre. La práctica constante de actividades físicas puede contribuir significativamente a la reducción del estrés, mejorando así el bienestar general.

- Mejora de la Salud Cardiovascular:

Las personas con diabetes tienen un mayor riesgo de enfermedades cardíacas. El ejercicio regular fortalece el corazón, mejora la circulación sanguínea y reduce la presión arterial, lo que contribuye a la salud cardiovascular. Al mantener un corazón saludable, se reducen las posibilidades de desarrollar complicaciones cardíacas asociadas con la diabetes.

- Aumento de la Energía y Mejora del Sueño:

El ejercicio regular aumenta los niveles de energía y mejora la calidad del sueño. Las personas con diabetes a menudo experimentan fatiga debido a los desequilibrios en los niveles de glucosa en sangre. La actividad física regular ayuda a combatir la fatiga y mejora el sueño, lo que lleva a un mayor nivel de energía y una sensación general de bienestar.

- Estímulo para un Estilo de Vida Activo:

Además de los beneficios físicos, el ejercicio puede inspirar un estilo de vida activo en general. Participar en actividades físicas regulares puede motivar a las personas a buscar otras formas de ejercicio, como caminar, nadar o practicar deportes. Esto fomenta un estilo de vida activo y saludable a largo plazo.

El ejercicio y la actividad física ofrecen una variedad de beneficios para las personas con diabetes. Desde el control de los niveles de glucosa en sangre y la mejora de la sensibilidad a la insulina hasta la gestión del peso y la mejora de la salud cardiovascular, el ejercicio regular es una herramienta poderosa en el manejo efectivo de la diabetes. Además, contribuye al bienestar emocional y al aumento de la energía, fomentando un estilo de vida activo y saludable para aquellos que viven con esta condición crónica.

# 4.3 Manejo del estrés y sueño

El manejo del estrés y el sueño son aspectos vitales del cuidado de la diabetes. Para las personas que viven con esta condición crónica, el estrés puede afectar negativamente los niveles de glucosa en sangre, mientras que la falta de sueño adecuado puede influir en la resistencia a la insulina y el control del apetito. Aprender a gestionar el estrés y mejorar la calidad del sueño son pasos fundamentales para mantener un equilibrio en la vida y garantizar un manejo efectivo de la diabetes.

- Estrés y Glucosa en Sangre:

El estrés puede desencadenar la liberación de hormonas del estrés, como el cortisol y la adrenalina, que elevan los niveles de glucosa en sangre. En personas con diabetes, este aumento puede dificultar el control de los niveles de azúcar en sangre. Además, el estrés a menudo conduce a hábitos poco saludables, como la ingesta emocional o la falta de ejercicio, lo que puede empeorar la situación. Por lo tanto, es fundamental adoptar estrategias para reducir el estrés y promover la relajación.

- Técnicas de Manejo del Estrés:

Existen numerosas técnicas de manejo del estrés que las personas con diabetes pueden incorporar en su vida diaria. La meditación, la respiración profunda, el yoga y el tai chi son prácticas efectivas que ayudan a reducir la respuesta del cuerpo al estrés. Estas técnicas no solo disminuyen los niveles de cortisol y adrenalina, sino que también mejoran la sensación de bienestar general. Además, la práctica regular de actividades recreativas, como la lectura, la jardinería o la música, puede proporcionar un escape del estrés diario y mejorar el estado de ánimo.

- Sueño y Resistencia a la Insulina:

La falta de sueño adecuado puede afectar la forma en que el cuerpo utiliza la insulina, lo que lleva a una mayor resistencia a esta hormona. La resistencia a la insulina dificulta que las células del cuerpo absorban la glucosa de manera eficiente, lo que puede aumentar los niveles de azúcar en sangre. Además, la privación del sueño puede aumentar los antojos de alimentos ricos en carbohidratos y azúcares, lo que complica aún más el control del azúcar en sangre.

- Mejora de la Calidad del Sueño:

Mejorar la calidad del sueño es esencial para las personas con diabetes. Establecer una rutina de sueño regular, crear un ambiente propicio para dormir y evitar la estimulación electrónica antes de acostarse son prácticas que pueden mejorar la calidad del sueño. Además, mantener una temperatura fresca y oscura en el dormitorio, así como invertir en un colchón y almohadas cómodas, pueden contribuir significativamente a un sueño reparador.

- Impacto Emocional del Estrés y la Falta de Sueño:

El estrés y la falta de sueño también pueden afectar el estado de ánimo y la salud emocional. Las personas con diabetes pueden experimentar ansiedad o depresión relacionadas con la gestión de su condición. Por lo tanto, es importante abordar tanto el estrés como la falta de sueño para mantener la salud mental y emocional. Buscar apoyo en forma de terapia cognitivo-conductual, grupos de apoyo o hablar con un profesional de la salud mental puede ser beneficioso para manejar el impacto emocional del estrés y el sueño insuficiente.

El manejo del estrés y el sueño adecuado son componentes cruciales del cuidado de la diabetes. Adoptar técnicas de manejo del estrés, mejorar la calidad del sueño y abordar el impacto emocional del estrés y la falta de sueño son pasos esenciales para mantener un equilibrio en la vida y garantizar un manejo efectivo de la diabetes. Al incorporar estas prácticas en la rutina diaria, las personas con diabetes pueden mejorar su calidad de vida y promover una gestión más efectiva de su condición crónica.

# CAPITULO 5: Tratamientos y Medicamentos

## 5.1 Medicamentos para Controlar el Azúcar en Sangre

Para muchas personas con diabetes, el control efectivo del azúcar en sangre es fundamental para vivir una vida sana y activa. Además de la dieta, el ejercicio y otros cambios en el estilo de vida, los medicamentos juegan un papel crucial en el manejo de la diabetes. Existen diversos tipos de medicamentos diseñados para ayudar a controlar los niveles de glucosa en sangre, cada uno con su mecanismo de acción único y beneficios específicos.

- Medicamentos Orales:

Los medicamentos orales son comúnmente recetados para personas con diabetes tipo 2. Estos medicamentos ayudan a reducir los niveles de glucosa en sangre de varias maneras. Algunos estimulan el páncreas para liberar más insulina, mientras que otros mejoran la sensibilidad a la insulina o reducen la cantidad de glucosa liberada por el hígado. Los medicamentos orales son convenientes y fáciles de tomar, lo que los convierte en una opción popular para muchos pacientes.

- Insulina:

La insulina es esencial para las personas con diabetes tipo 1 y, en algunos casos, para personas con diabetes tipo 2 avanzada. La insulina es una hormona que permite que las células del cuerpo absorban la glucosa de la sangre para usarla como energía. Hay varios tipos de insulina disponibles, que varían en su velocidad de acción y duración. Algunas se administran antes de las comidas para ayudar a controlar el aumento de glucosa después de comer, mientras que otras se utilizan para mantener niveles de azúcar en sangre estables durante todo el día.

- Medicamentos Inyectables no Insulínicos:

Además de la insulina, existen medicamentos inyectables que no son insulínicos pero que ayudan a controlar los niveles de glucosa en sangre. Estos medicamentos suelen utilizarse en combinación con otros tratamientos para mejorar el control del azúcar en sangre. Algunos de ellos funcionan al reducir la cantidad de glucosa liberada por el hígado, mientras que otros ayudan a los riñones a eliminar el exceso de glucosa a través de la orina.

- Medicamentos Incretinas:

Las incretinas son hormonas naturales en el cuerpo que ayudan a regular los niveles de glucosa en sangre. Los medicamentos incretínicos, como los agonistas del receptor de GLP-1 y los inhibidores de la DPP-4, imitan el efecto de las incretinas naturales. Estos medicamentos estimulan la liberación de insulina y reducen la cantidad de glucosa liberada por el hígado después de las comidas. Además, pueden ayudar a reducir el apetito y promover la pérdida de peso en algunos pacientes.

- Medicamentos SGLT-2:

Los inhibidores del cotransportador de sodio-glucosa 2 (SGLT-2) son una clase de medicamentos que ayudan a los riñones a eliminar el exceso de glucosa a través de la orina. Esto ayuda a reducir los niveles de azúcar en sangre. Además, estos medicamentos pueden tener beneficios cardiovasculares y renales en pacientes con diabetes y enfermedades cardíacas o renales.

Los medicamentos para controlar el azúcar en sangre son herramientas esenciales en el manejo de la diabetes. Cada paciente es único, por lo que es crucial trabajar de cerca con un profesional de la salud para determinar el tratamiento adecuado. Con la combinación adecuada de medicamentos, dieta, ejercicio y monitoreo regular, las personas con diabetes pueden llevar una vida activa y saludable, manteniendo los niveles de glucosa en sangre dentro de un rango objetivo y reduciendo el riesgo de complicaciones a largo plazo. Es fundamental seguir las indicaciones del equipo médico y realizar ajustes en el plan de tratamiento según sea necesario para asegurar un control óptimo de la diabetes y una mejor calidad de vida.

# 5.2 Insulina y su administración

La insulina es una hormona vital para el cuerpo humano. Se produce en el páncreas y desempeña un papel fundamental en el metabolismo de la glucosa, permitiendo que las células absorban y utilicen el azúcar como fuente de energía. Para las personas con diabetes tipo 1 y algunas personas con diabetes tipo 2, la insulina externa se convierte en una necesidad diaria para mantener niveles de glucosa en sangre dentro de un rango saludable. Comprender la insulina, su administración y su impacto en el cuerpo es esencial para el manejo efectivo de la diabetes.

- Tipos de Insulina:

Existen varios tipos de insulina, diferenciados por su velocidad de acción y duración. La insulina de acción rápida comienza a funcionar casi de inmediato y tiene una duración corta, siendo ideal para controlar los niveles de azúcar después de las comidas. La insulina de acción intermedia tiene un inicio más lento y una duración más prolongada, siendo útil para mantener niveles de glucosa estables entre comidas y durante la noche. Además, hay insulinas de acción prolongada que proporcionan una cobertura continua a lo largo del día.

- Formas de Administración:

La administración de insulina se puede realizar a través de inyecciones o mediante dispositivos de infusión continua, como las bombas de insulina. Las inyecciones se aplican en áreas específicas del cuerpo, como el abdomen, los muslos o los glúteos, utilizando jeringas, plumas de insulina o dispositivos de inyección automática. Las bombas de insulina, por otro lado, son pequeños dispositivos electrónicos que administran insulina continuamente a través de un catéter subcutáneo. Estos dispositivos ofrecen flexibilidad en la administración de dosis y patrones, permitiendo un control más preciso de los niveles de glucosa en sangre.

- Factores a Considerar en la Administración:

Varios factores deben tenerse en cuenta al administrar insulina. Estos incluyen la cantidad de carbohidratos en las comidas, la actividad física, el estrés, las enfermedades y otros medicamentos que pueda estar tomando la persona. La dosis de insulina debe ajustarse en función de estos factores para mantener niveles de azúcar en sangre estables. Además, la rotación de sitios de inyección es crucial para prevenir la acumulación de tejido cicatricial en áreas específicas del cuerpo, lo que podría afectar la absorción de la insulina.

- Educación y Apoyo:

Es fundamental recibir educación adecuada sobre la administración de insulina y cómo ajustar las dosis según las necesidades individuales. Los profesionales de la salud, como educadores en diabetes o enfermeros especializados, pueden proporcionar orientación detallada sobre técnicas de administración, rotación de sitios y manejo de situaciones especiales, como enfermedades o ejercicio intenso. Además, contar con un sistema de apoyo, ya sea en forma de familiares, amigos o grupos de apoyo en línea, puede ayudar a las personas con diabetes a afrontar los desafíos emocionales y prácticos relacionados con la administración de insulina.

La insulina y su administración efectiva son esenciales para las personas con diabetes que requieren esta hormona para controlar sus niveles de azúcar en sangre. Comprender los diferentes tipos de insulina, las formas de administración y los factores que afectan las dosis son conocimientos fundamentales para un manejo adecuado de la enfermedad. La educación, el apoyo y la comunicación abierta con el equipo de atención médica son clave para asegurar que las personas con diabetes utilicen la insulina de manera segura y efectiva, permitiéndoles llevar una vida plena y activa mientras controlan su condición de manera óptima. Con el conocimiento adecuado y el apoyo adecuado, las personas con diabetes pueden vivir vidas saludables y productivas mientras manejan su enfermedad de manera efectiva y segura.

# 5.3 Terapias Complementarias

En el manejo de la diabetes, las terapias complementarias ofrecen un enfoque holístico que va más allá de los tratamientos médicos convencionales. Estas terapias se centran en el bienestar físico, mental y emocional, y pueden desempeñar un papel importante en el control de los niveles de glucosa en sangre, la gestión del estrés y la mejora de la calidad de vida. Aunque es fundamental consultar a un profesional de la salud antes de incorporar cualquier terapia complementaria, muchas personas con diabetes han encontrado beneficios significativos al integrar estas prácticas en su rutina diaria.

- Acupuntura:

La acupuntura es una terapia milenaria originaria de la medicina tradicional china que implica la inserción de agujas delgadas en puntos específicos del cuerpo. Se cree que la acupuntura puede ayudar a equilibrar la energía del cuerpo, lo que puede mejorar la sensibilidad a la insulina y reducir los niveles de estrés. Algunas personas con diabetes han experimentado una disminución en los niveles de glucosa en sangre y una mejora en la calidad del sueño después de recibir tratamientos regulares de acupuntura.

- Yoga y Tai Chi:

El yoga y el tai chi son prácticas físicas y mentales que combinan movimiento, respiración y meditación. Estas disciplinas han demostrado reducir los niveles de estrés y mejorar la flexibilidad y el equilibrio. Para las personas con diabetes, la práctica regular de yoga o tai chi puede ayudar a mantener un peso saludable, mejorar la circulación y promover una sensación general de bienestar. Además, estas actividades pueden ser adaptadas para personas de todas las edades y niveles de condición física.

- Meditación y Mindfulness:

La meditación y la atención plena (mindfulness) son prácticas que se centran en la concentración y la conciencia del momento presente. Estas técnicas han demostrado reducir los niveles de estrés y mejorar el control emocional. Para las personas con diabetes, el estrés crónico puede afectar negativamente los niveles de glucosa en sangre, por lo que aprender a manejar el estrés a través de la meditación y la atención plena puede ser beneficioso. La meditación también puede ayudar a mejorar la calidad del sueño, lo que es crucial para mantener niveles de azúcar en sangre estables.

- Suplementos Nutricionales:

Algunos suplementos nutricionales, como el omega-3, el cromo y el magnesio, han sido estudiados por sus posibles beneficios en el manejo de la diabetes. El omega-3, que se encuentra en los aceites de pescado, puede tener efectos antiinflamatorios y mejorar la sensibilidad a la insulina. El cromo y el magnesio también han demostrado influir en los niveles de glucosa en sangre. Sin embargo, es importante hablar con un profesional de la salud antes de comenzar cualquier suplemento para asegurarse de que sea seguro y adecuado para su situación.

- Terapia de Masajes:

Los masajes terapéuticos no solo proporcionan relajación, sino que también pueden mejorar la circulación sanguínea y reducir el estrés. Para las personas con diabetes, un masaje regular puede ayudar a aliviar la tensión muscular y promover la relajación, lo que puede contribuir al bienestar general. Además, los masajes pueden mejorar la calidad del sueño y ayudar a aliviar el dolor y la incomodidad asociados con la neuropatía diabética.

Las terapias complementarias ofrecen opciones valiosas para las personas con diabetes que buscan un enfoque integral para el manejo de su condición. Siempre es importante hablar con un profesional de la salud antes de comenzar cualquier terapia complementaria para asegurarse de que sea segura y adecuada para su situación específica. Al integrar estas prácticas en su rutina diaria, las personas con diabetes pueden experimentar beneficios significativos en términos de control de glucosa en sangre, reducción del estrés y mejora de la calidad de vida, contribuyendo así a un manejo más efectivo y satisfactorio de su condición.

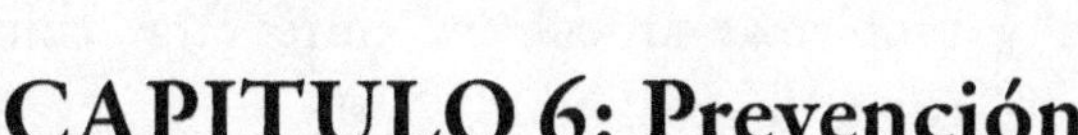

# CAPITULO 6: Prevención

## 6.1 Prevención y Control de Complicaciones

La diabetes es una enfermedad crónica que, si no se controla adecuadamente, puede llevar a una serie de complicaciones graves. Sin embargo, con un manejo cuidadoso y un enfoque integral para el cuidado personal, muchas de estas complicaciones pueden prevenirse o controlarse eficazmente. Es fundamental para las personas con diabetes comprender los riesgos y adoptar medidas preventivas para garantizar una vida larga y saludable.

- Control de los Niveles de Glucosa en Sangre:

Mantener los niveles de glucosa en sangre dentro de un rango objetivo es fundamental para prevenir las complicaciones relacionadas con la diabetes. El monitoreo regular de los niveles de azúcar en sangre, junto con la administración adecuada de insulina y/o medicamentos orales, ayuda a prevenir picos y caídas bruscas de glucosa en sangre, reduciendo así el riesgo de complicaciones a largo plazo.

- Control de la Presión Arterial:

Las personas con diabetes tienen un mayor riesgo de desarrollar hipertensión arterial. La presión arterial alta puede dañar los vasos sanguíneos y aumentar el riesgo de enfermedades cardíacas, accidentes cerebrovasculares y enfermedad renal. Es fundamental controlar la presión arterial mediante cambios en el estilo de vida y, si es necesario, medicamentos recetados por un profesional de la salud.

- Mantenimiento del Peso Corporal Saludable:

El sobrepeso y la obesidad son factores de riesgo significativos para las complicaciones de la diabetes. Mantener un peso corporal saludable a través de una dieta balanceada y ejercicio regular ayuda a mejorar la sensibilidad a la insulina y a prevenir enfermedades cardíacas, hipertensión y problemas articulares, entre otras complicaciones asociadas con el exceso de peso.

- Control del Colesterol y los Triglicéridos:

Las personas con diabetes tienen un mayor riesgo de desarrollar niveles elevados de colesterol y triglicéridos en sangre, lo que puede aumentar el riesgo de enfermedad cardíaca. Controlar los niveles de colesterol LDL ("colesterol malo") y aumentar los niveles de colesterol HDL ("colesterol bueno") a través de la dieta y, si es necesario, medicamentos, es esencial para reducir el riesgo de enfermedades cardíacas y otras complicaciones.

- Cuidado de los Pies:

La neuropatía periférica y la mala circulación sanguínea, comunes en personas con diabetes, pueden aumentar el riesgo de úlceras en los pies e infecciones. Es crucial inspeccionar los pies regularmente, mantener la piel limpia y bien hidratada, usar calzado adecuado y consultar a un podólogo para evitar complicaciones en los pies.

- Exámenes Médicos Regulares:

Realizar exámenes médicos regulares es fundamental para detectar y controlar las complicaciones tempranas. Los exámenes oftalmológicos pueden ayudar a prevenir problemas de visión, mientras que los exámenes de sangre y orina regulares pueden proporcionar información crucial sobre la función renal y otros indicadores de salud.

- Estilo de Vida Saludable:

Adoptar un estilo de vida saludable que incluya una dieta equilibrada, ejercicio regular, abstinencia del tabaco y consumo moderado de alcohol puede marcar una gran diferencia en la prevención y control de las complicaciones de la diabetes. Estos hábitos saludables no solo ayudan a mantener los niveles de glucosa en sangre bajo control, sino que también promueven la salud cardiovascular y emocional.

La prevención y el control de las complicaciones en la diabetes requieren un enfoque integral que incluya el manejo cuidadoso de los niveles de glucosa en sangre, la atención a la presión arterial, el control del colesterol y los triglicéridos, el cuidado de los pies, exámenes médicos regulares y la adopción de un estilo de vida saludable. Al tomar medidas proactivas y trabajar de cerca con un equipo de atención médica, las personas con diabetes pueden reducir significativamente el riesgo de complicaciones y disfrutar de una vida plena y activa, manteniendo la enfermedad bajo control y maximizando su bienestar general.

## 6.2 Monitoreo de la presión arterial y colesterol

El monitoreo regular de la presión arterial y los niveles de colesterol es esencial para las personas con diabetes, ya que ambos factores están estrechamente relacionados con el riesgo de complicaciones cardíacas y vasculares. La diabetes puede afectar negativamente el sistema cardiovascular, aumentando la probabilidad de desarrollar hipertensión arterial y niveles elevados de colesterol, lo que a su vez puede aumentar el riesgo de enfermedades cardíacas y accidentes cerebrovasculares. Es por eso que es fundamental comprender la importancia del monitoreo constante y cómo estas medidas contribuyen al manejo efectivo de la diabetes.

- Presión Arterial:

La hipertensión arterial, o presión arterial alta, es una complicación común en las personas con diabetes. La presión arterial alta puede dañar los vasos sanguíneos y aumentar el riesgo de enfermedades cardíacas, accidentes cerebrovasculares y enfermedad renal. Por esta razón, se recomienda que las personas con diabetes monitoricen su presión arterial regularmente, en casa y en entornos clínicos. Los valores objetivos de presión arterial para personas con diabetes generalmente se sitúan por debajo de 130/80 mm Hg. La vigilancia regular permite detectar cambios en la presión arterial y tomar medidas preventivas o ajustar el tratamiento si es necesario.

- Niveles de Colesterol:

El colesterol es una sustancia grasosa que se encuentra en la sangre y es esencial para la construcción de células y hormonas en el cuerpo. Sin embargo, niveles elevados de ciertos tipos de colesterol, como el colesterol LDL ("colesterol malo"), pueden aumentar el riesgo de acumulación de placa en las arterias, lo que dificulta el flujo sanguíneo y aumenta el riesgo de enfermedades cardíacas. Las personas con diabetes deben prestar especial atención a sus niveles de colesterol y trabajar para mantenerlos dentro de un rango saludable. Los niveles óptimos varían según la situación clínica individual, por lo que es importante discutir los objetivos específicos con un profesional de la salud.

- Cómo Monitorear la Presión Arterial y el Colesterol:

El monitoreo de la presión arterial se puede realizar en casa con un tensiómetro digital. Es recomendable tomar la presión arterial en un ambiente tranquilo y seguir las indicaciones del fabricante del dispositivo. Además, las personas con diabetes deben someterse regularmente a exámenes de presión arterial en consultorios médicos para obtener mediciones precisas y monitoreo a largo plazo.

Para medir los niveles de colesterol, se realizan análisis de sangre, conocidos como perfiles de lípidos. Estos exámenes miden los niveles de colesterol total, colesterol LDL, colesterol HDL ("colesterol bueno") y triglicéridos. Los resultados de estos análisis proporcionan información crucial sobre el riesgo cardiovascular y ayudan a guiar el tratamiento y las modificaciones en el estilo de vida.

- Intervenciones para Controlar la Presión Arterial y el Colesterol:

Si se detectan niveles elevados de presión arterial o colesterol, existen diversas intervenciones que pueden ayudar a controlar estos factores de riesgo. Cambios en la dieta, aumento de la actividad física y, en algunos casos, medicamentos recetados por un profesional de la salud son medidas comunes. Adoptar una dieta baja en sodio, rica en frutas, verduras, granos enteros y grasas saludables puede ayudar a controlar tanto la presión arterial como los niveles de colesterol.

En conclusión, el monitoreo regular de la presión arterial y los niveles de colesterol es fundamental para el manejo efectivo de la diabetes y la prevención de complicaciones relacionadas con el corazón y los vasos sanguíneos. Al estar atentos a estos factores de riesgo y trabajar en estrecha colaboración con un equipo de atención médica, las personas con diabetes pueden tomar medidas proactivas para proteger su salud cardiovascular y mejorar su calidad de vida. La vigilancia continua y las intervenciones adecuadas son pasos fundamentales hacia un futuro más saludable y activo para quienes viven con diabetes.

## 6.3 Problemas oculares y su prevención

Los problemas oculares son una complicación común en las personas con diabetes, y la prevención juega un papel crucial en el mantenimiento de la salud visual a largo plazo. La diabetes puede afectar los ojos de diversas maneras, desde alteraciones en la visión hasta enfermedades oculares más graves que pueden provocar pérdida de la visión. Es fundamental comprender los riesgos, tomar medidas preventivas y realizar exámenes oculares regulares para proteger la vista y preservar la calidad de vida.

**Riesgos para la Vista en Personas con Diabetes:**

- **Retinopatía Diabética:** Esta es una complicación ocular específica de la diabetes. La retinopatía diabética se desarrolla cuando los niveles elevados de glucosa en sangre dañan los vasos sanguíneos de la retina, la parte del ojo que capta la luz. Esto puede conducir a la pérdida de la visión si no se controla adecuadamente.

- **Cataratas:** Las personas con diabetes tienen un mayor riesgo de desarrollar cataratas, una opacidad en el cristalino del ojo que puede causar visión borrosa y eventualmente pérdida de la vista.
- **Glaucoma:** Las personas con diabetes también tienen un mayor riesgo de glaucoma, una enfermedad ocular que daña el nervio óptico y puede llevar a la pérdida de la visión periférica.
- **Ojo Seco:** La diabetes puede causar ojo seco, una condición en la que los ojos no producen suficientes lágrimas para mantener la superficie del ojo lubricada, lo que puede causar incomodidad y visión borrosa.

**Medidas Preventivas:**

- **Control de la Glucosa en Sangre:** Mantener los niveles de glucosa en sangre dentro de un rango objetivo es fundamental para prevenir problemas oculares. La estabilidad en los niveles de azúcar en sangre ayuda a reducir el riesgo de retinopatía diabética y otras complicaciones oculares.
- **Exámenes Oculares Regulares:** Las personas con diabetes deben someterse a exámenes oculares regulares al menos una vez al año, incluso si no experimentan síntomas visuales. Estos exámenes permiten detectar problemas oculares en etapas tempranas, cuando son más tratables.
- **Presión Arterial y Colesterol Bajo Control:** Mantener una presión arterial y niveles de colesterol saludables también es importante para prevenir enfermedades oculares relacionadas con la diabetes. La hipertensión arterial y niveles elevados de colesterol pueden afectar negativamente la salud ocular.
- **Protección Solar:** La exposición prolongada a los rayos UV puede aumentar el riesgo de cataratas. Usar gafas de sol con protección UV ayuda a proteger los ojos de la radiación ultravioleta.
- **Evitar el Tabaco:** Fumar aumenta el riesgo de desarrollar problemas oculares, incluida la retinopatía diabética. Dejar de fumar puede reducir significativamente este riesgo.
- **Manejo del Estrés:** El estrés crónico puede afectar la salud ocular. Practicar técnicas de manejo del estrés, como la meditación y la relajación, puede ayudar a reducir este riesgo.

La prevención y el cuidado ocular son esenciales para las personas con diabetes. Al mantener los niveles de glucosa en sangre bajo control, someterse a exámenes oculares regulares y adoptar un estilo de vida saludable, se pueden reducir significativamente los riesgos de problemas oculares relacionados con la diabetes. La vista es un sentido invaluable, y cuidar de los ojos es fundamental para disfrutar de una vida clara y sin complicaciones visuales. Al tomar medidas preventivas y trabajar en colaboración con un equipo de atención médica, las personas con diabetes pueden preservar su visión y mejorar su calidad de vida, permitiéndoles enfrentar el futuro con confianza y claridad visual.

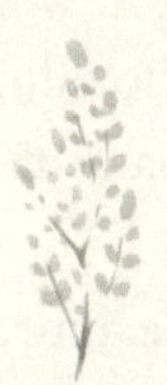

# CAPITULO 7: Apoyo emocional y psicológico

## 7.1 Consejos para el Apoyo Familiar y de Amigos

El apoyo familiar y de amigos es invaluable para las personas que viven con diabetes. La comprensión, el cuidado y la paciencia de los seres queridos desempeñan un papel crucial en el manejo efectivo de esta condición crónica. Cuando los amigos y la familia brindan un apoyo sólido, las personas con diabetes pueden enfrentar los desafíos cotidianos con mayor confianza y optimismo. Aquí hay algunos consejos para ayudar a crear un entorno de apoyo positivo y solidario:

**Educación y Concientización:**

- Invita a tus amigos y familiares a aprender sobre la diabetes. Cuanto más comprendan la condición, mejor podrán apoyarte.
- Comparte recursos confiables, libros y sitios web educativos para que puedan informarse acerca de los aspectos médicos y emocionales de la diabetes.

**Fomenta un Estilo de Vida Saludable:**

- Anima a tus seres queridos a adoptar un estilo de vida saludable contigo. Hacer ejercicio juntos y preparar comidas balanceadas puede ser una experiencia compartida y beneficiosa para todos.
- Organiza actividades familiares que involucren actividad física, como caminatas o paseos en bicicleta, para fomentar un estilo de vida activo para todos.

**Apoyo Emocional:**

- La diabetes puede ser emocionalmente desafiante. Agradece a tus seres queridos por estar ahí para ti emocionalmente y exprésales tus sentimientos y necesidades.
- Considera la posibilidad de unirte a grupos de apoyo en línea o en persona, donde tú y tus seres queridos pueden compartir experiencias y obtener orientación.

**Comunicación Abierta:**

- Fomenta la comunicación abierta y honesta. Hazles saber cómo te sientes y qué necesitas, ya sea emocional o prácticamente, para manejar tu diabetes.
- Escucha sus preocupaciones también. A veces, los seres queridos pueden sentirse impotentes y pueden necesitar espacio para compartir sus emociones y preguntas.

**Respeto y Empatía:**

- Fomenta la empatía y el respeto por tus desafíos y logros relacionados con la diabetes. Celebra los pequeños triunfos juntos y reconoce los esfuerzos continuos.
- Recuerda que el apoyo también implica respetar tus decisiones y tratamientos. Cada persona con diabetes tiene un enfoque único para manejar su condición.

**Participación en el Cuidado:**

- Invita a tus seres queridos a participar en tu cuidado diario si están dispuestos. Pueden aprender a administrar la insulina, ayudarte a controlar tus niveles de glucosa o simplemente estar presente durante las citas médicas.
- Asegúrate de que se sientan valorados y apreciados por su contribución al manejo de tu diabetes.

**Celebrar Logros Juntos:**

- Celebra juntos los logros, ya sean grandes o pequeños. Puede ser alcanzar un objetivo de glucosa en sangre, mantener un estilo de vida saludable durante un período específico o simplemente enfrentar un día desafiante con éxito.
- Estas celebraciones refuerzan el apoyo mutuo y crean un sentido de comunidad y logro compartido.

En última instancia, el apoyo familiar y de amigos no solo mejora el manejo de la diabetes, sino que también fortalece los vínculos emocionales. La diabetes puede ser desafiante, pero con el amor, el entendimiento y el apoyo adecuados, las personas que viven con esta condición pueden enfrentarla con determinación y calidad de vida. Al construir un entorno de apoyo sólido, las personas con diabetes y sus seres queridos pueden enfrentar juntos los desafíos, celebrar los logros y navegar por este viaje de manera positiva y esperanzadora.

# 7.2 Lidiar con la Depresión y la Ansiedad

La diabetes no solo afecta el cuerpo físico, sino también el bienestar mental y emocional de las personas que viven con esta condición crónica. La depresión y la ansiedad son desafíos comunes que pueden surgir debido a las demandas diarias del manejo de la diabetes. Es fundamental abordar estos problemas de manera integral para garantizar un enfoque completo del bienestar.

**Reconocer los Sentimientos:**

- Es importante reconocer y validar los sentimientos de tristeza, frustración y ansiedad que pueden surgir al enfrentar la diabetes. Estos sentimientos son naturales y no deben ignorarse.

**Buscar Apoyo Profesional:**

- Considera hablar con un profesional de la salud mental, como un psicólogo o psiquiatra, que tenga experiencia en tratar a personas con diabetes. La terapia cognitivo-conductual y la terapia de apoyo pueden ser beneficiosas para abordar los desafíos emocionales.

**Comunicación Abierta:**

- Habla abierta y honestamente con tus seres queridos sobre tus sentimientos. La comunicación abierta puede aliviar el peso emocional y fomentar un entorno de apoyo.
- Anima a tus seres queridos a aprender sobre la diabetes y sus aspectos emocionales para que puedan comprender mejor tus desafíos.

**Establecer Rutinas Saludables:**

- Establece rutinas regulares de sueño, ejercicio y alimentación. Un estilo de vida saludable puede ayudar a reducir la ansiedad y mejorar el estado de ánimo.
- Practica técnicas de relajación, como la meditación y la respiración profunda, para reducir el estrés y la ansiedad.

**Evitar el Aislamiento:**

- Evita el aislamiento social. Participa en actividades y hobbies que disfrutes y que te conecten con otras personas. El apoyo social puede tener un impacto positivo en el estado de ánimo.

**Establecer Metas Realistas:**

- Establece metas realistas para ti mismo en términos de manejo de la diabetes. Celebrar los pequeños logros puede mejorar la autoestima y reducir la sensación de abrumamiento.

**Educación Continua:**

- Aprende tanto como puedas sobre la diabetes y cómo manejarla de manera efectiva. Cuanto más comprendas la condición, mejor equipado estarás para enfrentar los desafíos emocionales que surgen.

**Evitar la Culpa y el Autojuicio:**

- La diabetes no es culpa tuya. Evita culparte a ti mismo por los desafíos que enfrentas. La autoaceptación y el amor propio son fundamentales para el bienestar emocional.

**Fomentar un Ambiente de Apoyo:**

- Comparte tus necesidades emocionales con tus seres queridos y fomenta un ambiente de apoyo en el hogar. La comprensión y el aliento de tus seres queridos pueden marcar una gran diferencia en tu bienestar emocional.

**Practicar la Autocuidado:**

- Dedica tiempo a ti mismo para actividades que te brinden alegría y relajación. Ya sea leer, escuchar música, practicar hobbies o simplemente descansar, el autocuidado es esencial para el bienestar emocional.

Lidiar con la depresión y la ansiedad en el contexto de la diabetes requiere un enfoque compasivo y multidimensional. Buscar apoyo profesional, comunicarse abierta y honestamente, establecer rutinas saludables y fomentar un ambiente de apoyo son pasos fundamentales para enfrentar los desafíos emocionales. Con el apoyo adecuado y las estrategias apropiadas, las personas con diabetes pueden abordar la depresión y la ansiedad, vivir vidas plenas y mantener un equilibrio emocional que contribuya a su bienestar general.

# 7.3 Grupos de Apoyo y Recursos en Línea

Cuando se vive con diabetes, contar con el apoyo adecuado es esencial para enfrentar los desafíos diarios y mantener una mentalidad positiva. Los grupos de apoyo y los recursos en línea son herramientas valiosas que pueden proporcionar no solo información útil, sino también un sentido de comunidad y conexión emocional con personas que comparten experiencias similares. Estos grupos y recursos pueden marcar una gran diferencia en el manejo de la diabetes, brindando apoyo emocional, orientación práctica y un espacio para compartir inquietudes y triunfos.

**Comunidad en Línea:**

- Las plataformas en línea, como foros de discusión y redes sociales, ofrecen espacios donde las personas con diabetes pueden conectarse, compartir experiencias y obtener apoyo emocional. Estos entornos permiten hacer preguntas, recibir consejos y sentirse comprendido por otros que enfrentan desafíos similares.

### Aplicaciones para la Diabetes:

- Existen numerosas aplicaciones móviles diseñadas específicamente para ayudar en el manejo de la diabetes. Estas aplicaciones permiten realizar un seguimiento de los niveles de glucosa, la dieta, el ejercicio y la medicación, ofreciendo retroalimentación instantánea y recordatorios para mantener un control constante.

### Sitios Web de Asociaciones de Diabetes:

- Las asociaciones de diabetes, tanto a nivel local como internacional, suelen tener sitios web con recursos educativos, artículos informativos y enlaces a grupos de apoyo en línea. Estos sitios web ofrecen información confiable y actualizada sobre todos los aspectos de la diabetes, desde la nutrición hasta las últimas investigaciones médicas.

### Grupos de Apoyo Locales:

- Participar en grupos de apoyo locales brinda la oportunidad de interactuar cara a cara con personas que viven en la misma comunidad. Estos grupos a menudo organizan reuniones regulares donde se discuten temas relacionados con la diabetes, se comparten consejos prácticos y se fomenta la camaradería.

### Webinars y Podcasts:

- Los webinars en línea y los podcasts sobre diabetes ofrecen una forma conveniente de acceder a información valiosa. Expertos en diabetes y profesionales médicos a menudo presentan seminarios web sobre diversos temas, desde tecnología para el control de la glucosa hasta estrategias para mejorar la calidad de vida.

**Canales de YouTube:**

- Muchas personas y profesionales de la salud han creado canales de YouTube dedicados a la diabetes. Estos canales ofrecen videos educativos, testimonios personales y consejos prácticos para vivir bien con la condición. Ver videos puede ser una forma accesible y visual de aprender sobre la diabetes.

**Redes Sociales:**

- Las redes sociales ofrecen una plataforma para seguir a influencers y expertos en diabetes. Estos perfiles suelen compartir contenido inspirador, recetas saludables, consejos de ejercicio y mensajes motivadores, creando una comunidad virtual positiva para aquellos que viven con la enfermedad.

**Grupos Específicos para Tipos de Diabetes:**

- Hay grupos de apoyo específicos para diferentes tipos de diabetes, como tipo 1, tipo 2 y diabetes gestacional. Estos grupos permiten a las personas interactuar con otras que enfrentan desafíos similares en términos de tratamiento y manejo de la enfermedad.

Participar en grupos de apoyo y utilizar recursos en línea no solo proporciona conocimientos prácticos sobre el manejo de la diabetes, sino que también brinda un sentido de comunidad y pertenencia. Al conectarse con otros que comprenden las luchas y los triunfos asociados con la diabetes, las personas pueden encontrar aliento, inspiración y motivación para mantenerse en el camino del cuidado personal. Estos grupos y recursos son un recordatorio de que no están solos en su viaje y que hay un vasto mundo de apoyo esperándolos en línea y en sus comunidades locales.

# CAPITULO 8: Viviendo Plenamente con Diabetes

## 8.1 Viajar y Socializar con Diabetes

Viajar y socializar son actividades que enriquecen nuestras vidas, pero cuando se vive con diabetes, pueden presentar desafíos únicos. Sin embargo, con una planificación adecuada y un enfoque consciente, es posible disfrutar plenamente de estas experiencias mientras se mantiene el control sobre la condición. Aquí hay consejos para viajar y socializar con diabetes de manera segura y sin complicaciones:

**Planificación Anticipada:**

- Antes de viajar o asistir a eventos sociales, asegúrate de tener suficiente suministro de medicamentos, tiras reactivas, insulina y otros suministros necesarios para el viaje o la salida. Lleva siempre contigo más suministros de los que crees que necesitarás en caso de emergencia.
- Consulta a tu médico antes de viajar para ajustar cualquier medicación o pauta de insulina según las diferencias de zona horaria y las actividades planificadas.

**Medic Alert y Documentación:**

- Usa una pulsera de identificación médica o lleva contigo una tarjeta de información médica que indique que tienes diabetes y detalles de contacto de emergencia. En caso de urgencia, esta información puede ser vital para los profesionales de la salud.

**Planificación de Comidas:**

- Investiga los lugares para comer en tu destino y busca opciones saludables y equilibradas. Si vas a asistir a una reunión social o evento, considera hablar con los organizadores sobre tus necesidades dietéticas. Muchos lugares pueden preparar comidas especiales si se les avisa con antelación.

**Control de Glucosa y Seguimiento:**

- Lleva un registro constante de tus niveles de glucosa en sangre y ajusta tu tratamiento según sea necesario. Siempre lleva contigo un medidor de glucosa y monitorea tus niveles regularmente para evitar complicaciones.

**Ejercicio Durante el Viaje:**

- Si vas a estar mucho tiempo sentado durante un viaje, asegúrate de moverte regularmente para mantener la circulación y evitar picos de azúcar en sangre. Levántate, estira las piernas y haz algunos ejercicios ligeros para evitar la inactividad prolongada.

**Comunicación con Compañeros de Viaje o Amigos:**

- Si viajas con amigos o familiares, asegúrate de que estén al tanto de tu condición y sepan cómo ayudarte en caso de emergencia. Discute señales de advertencia de hipoglucemia o hiperglucemia para que puedan reconocer síntomas potenciales.

**Empatía y Comprensión:**

- Al socializar, no dudes en explicar tu condición a amigos y compañeros si es necesario. La mayoría de las gente será comprensiva y estará dispuesta a ayudarte si lo necesitas.

**Preparación para Emergencias:**

- Lleva contigo un kit de emergencia que incluya glucagón, azúcar en gel o tabletas de glucosa en caso de hipoglucemia severa. También asegúrate de tener un plan de acción en caso de emergencia y de que tus acompañantes conozcan el procedimiento a seguir.

**Adaptabilidad y Paciencia:**

- Las situaciones pueden cambiar rápidamente durante un viaje o un evento social. Mantén una actitud adaptable y paciente para lidiar con cualquier eventualidad. La paciencia es clave para enfrentar desafíos inesperados.

**Disfruta del Momento:**

- A pesar de las precauciones necesarias, no dejes que la diabetes te impida disfrutar plenamente de tus experiencias de viaje y sociales. Con la planificación adecuada y el cuidado adecuado, puedes vivir la vida sin limitaciones innecesarias.

En resumen, viajar y socializar con diabetes requiere un enfoque proactivo y cuidadoso, pero no tiene por qué ser restrictivo. Con una buena planificación, comunicación abierta y un manejo adecuado de la condición, puedes disfrutar de cada momento sin preocupaciones innecesarias. Recuerda que tú controlas la diabetes, no al revés. Con una mentalidad positiva y las precauciones adecuadas, puedes explorar el mundo y disfrutar de las interacciones sociales de manera segura y significativa.

# 8.2 Consejos para el Empleo y la Educación

La diabetes no debe ser un obstáculo para alcanzar tus metas profesionales y educativas. Con el manejo adecuado y un enfoque proactivo, es posible sobresalir tanto en el ámbito laboral como académico. Aquí hay algunos consejos para ayudarte a prosperar en tu carrera y educación mientras vives con diabetes:

**Comunicación Abierta:**

- Habla con tu empleador, profesores o compañeros de clase sobre tu condición. La comunicación abierta es clave para que las personas a tu alrededor comprendan tus necesidades y te brinden el apoyo adecuado en el trabajo o en el entorno educativo.

**Planificación y Organización:**

- Planifica tus días con antelación. Establece horarios regulares para las comidas y las mediciones de glucosa en sangre. Organiza tus tareas y responsabilidades para evitar situaciones estresantes de última hora.

**Lleva un Kit de Emergencia:**

- En el trabajo o en la escuela, lleva siempre contigo un kit de emergencia que contenga glucagón, azúcar en gel y cualquier otro medicamento o equipo necesario en caso de una crisis hipoglucémica.

**Conoce tus Derechos:**

- Investiga y comprende tus derechos laborales o educativos en relación con la diabetes. En muchos países, existen leyes que protegen a las personas con condiciones médicas, asegurando adaptaciones razonables en el entorno laboral o educativo.

**Educación Continua:**

- Educa a tus colegas de trabajo o compañeros de clase sobre la diabetes. Cuanto más comprendan, mejor podrán ayudarte en situaciones de emergencia y serán más comprensivos con tus necesidades.

**Adaptaciones Razonables:**

- Solicita adaptaciones razonables si las necesitas. Esto podría incluir pausas para las comidas, permisos para ausentarte brevemente de las clases o reuniones para controlar tu glucosa, o incluso la opción de trabajar o estudiar desde casa si es posible.

**Gestión del Estrés:**

- Aprende técnicas de manejo del estrés, como la meditación o la respiración profunda. El estrés puede afectar los niveles de glucosa en sangre, por lo que es fundamental mantener el equilibrio emocional.

**Construir una Red de Apoyo:**

- Crea una red de apoyo en el trabajo o en la escuela. Tener colegas o compañeros que comprendan tu condición y estén dispuestos a ayudarte en caso de necesidad puede proporcionar un gran alivio emocional.

**Manejo Discreto:**

- Aprende a administrar tu diabetes de manera discreta. Muchos dispositivos y aplicaciones permiten un manejo discreto de la glucosa en sangre, lo que te permite controlar tus niveles sin interrumpir demasiado tu rutina diaria.

**Fomenta la Autonomía:**

- A medida que te vuelves más competente en el manejo de tu diabetes, fomenta la autonomía. Con la práctica y la experiencia, aprenderás a ajustar tus comidas, medicamentos y actividades según tus necesidades individuales.

Recuerda, la diabetes no define tus límites. Con el enfoque adecuado, la educación continua y la construcción de una red de apoyo sólida, puedes lograr tus metas tanto en el trabajo como en la educación. La perseverancia, el conocimiento y el cuidado personal te empoderarán para enfrentar los desafíos y prosperar en tus aspiraciones profesionales y académicas.

# 8.3 Manteniendo una Actitud Positiva y Motivación

La diabetes puede presentar desafíos significativos en la vida diaria, pero una actitud positiva y motivada puede marcar la diferencia en la forma en que enfrentas estos desafíos. La mentalidad optimista no solo mejora tu calidad de vida, sino que también puede influir positivamente en tu salud física y emocional. Aquí hay estrategias para mantener una actitud positiva y motivación mientras enfrentas la diabetes:

**Aceptación y Auto-aceptación:**

- Aceptar tu condición es el primer paso hacia una mentalidad positiva. Reconoce que la diabetes es solo una parte de quien eres y no define tu valía como persona. La autoaceptación te permite abrazar tu realidad y trabajar en consecuencia para vivir bien con la enfermedad.

**Celebrar los Pequeños Logros:**

- Celebra cada logro, por pequeño que sea. Ponerse una inyección de insulina correctamente, mantener niveles de glucosa en sangre estables durante un día o seguir tu plan de dieta son todos logros que merecen reconocimiento. Celebrar estas victorias refuerza tu motivación y autoestima.

**Visualización Positiva:**

- Practica la visualización positiva. Imagina tu vida con éxito y bienestar, visualízate superando los desafíos y llevando una vida plena. La visualización positiva puede aumentar tu confianza y motivación para enfrentar los desafíos de la diabetes.

**Establecer Metas Realistas:**

- Establece metas realistas y alcanzables para tu manejo de la diabetes. Estas metas pueden estar relacionadas con tus niveles de glucosa, tus hábitos alimenticios o tu rutina de ejercicio. Alcanzar metas pequeñas te brinda un sentido de logro y refuerza tu motivación.

**Practicar la Gratitud:**

- Cultiva un sentido de gratitud por las cosas positivas en tu vida. Agradece por el apoyo de tus seres queridos, por los avances médicos y por cada día en el que te sientes bien. La gratitud puede cambiar tu enfoque hacia lo que tienes en lugar de lo que te falta.

**Buscar Apoyo y Comunidad:**

- Conéctate con otras personas que viven con diabetes. Unirte a grupos de apoyo en línea o en persona te permite compartir experiencias, recibir consejos útiles y sentirte comprendido por personas que enfrentan desafíos similares.

**Cuidado Personal:**

- Dedica tiempo a actividades que te brinden alegría y relajación. Puede ser cualquier cosa, desde leer un libro hasta practicar un hobby o disfrutar de una caminata en la naturaleza. El cuidado personal nutre tu mente y espíritu, fortaleciendo tu actitud positiva.

**Aprender de las Experiencias:**

- Ve los desafíos como oportunidades de aprendizaje. Cada vez que enfrentas un obstáculo, pregúntate qué puedes aprender de esa experiencia. Este enfoque te ayuda a crecer y a encontrar soluciones efectivas para futuros desafíos.

**Rodearte de Positividad:**

- Rodéate de personas y entornos positivos. Evita la negatividad y las influencias tóxicas en tu vida. Mantén relaciones que te apoyen y te inspiren a mantener una actitud positiva.

**Buscar Inspiración:**

- Encuentra inspiración en personas que han superado desafíos similares. Lee historias de éxito, escucha conferencias motivacionales o sigue a personas en las redes sociales que comparten mensajes positivos y motivadores. La inspiración externa puede alimentar tu determinación interna.

Mantener una actitud positiva y motivación en la lucha contra la diabetes es fundamental para vivir una vida plena y saludable. La mentalidad optimista no solo te ayuda a enfrentar los desafíos con resiliencia, sino que también mejora tu bienestar emocional y físico. Con la actitud adecuada, el apoyo adecuado y un enfoque positivo hacia la vida, puedes vivir con diabetes de manera significativa y satisfactoria. La fuerza mental y la determinación son tus aliados más poderosos en este viaje, ayudándote a superar obstáculos y vivir cada día con pasión y positividad.

# Conclusión

En este punto culminante de nuestro viaje a través de "Controla tu Diabetes", quiero tomarme un momento para expresar mi gratitud y reconocimiento por haber llegado hasta aquí. Han recorrido un camino lleno de información vital, estrategias prácticas y orientación médica, y por ello, merecen un aplauso. Cada página leída representa un paso hacia el empoderamiento, hacia el control y hacia un futuro más saludable. Al llegar al final de este libro, han demostrado una dedicación admirable para educarse y enfrentar la diabetes de frente.

A lo largo de estas páginas, hemos explorado los intrincados detalles de la diabetes, desde su diagnóstico hasta las estrategias de manejo diario. Han obtenido conocimientos sobre los diferentes tipos de diabetes, han comprendido las complejidades de los tratamientos y han aprendido a adaptar su estilo de vida para vivir plenamente, incluso con esta condición crónica.

Permítanme ser claro: enfrentar la diabetes no es tarea fácil. Requiere determinación, paciencia y un enfoque constante en el cuidado personal. Han demostrado una valentía impresionante al abordar los desafíos de esta enfermedad con una mentalidad positiva y proactiva. Han aprendido a equilibrar sus niveles de glucosa en sangre, han navegado por las complejidades de la dieta y el ejercicio, y han enfrentado cada día con resiliencia y fuerza.

Pero este no es el final de su viaje; es simplemente un punto de partida para una vida continua de autoempoderamiento y cuidado. Cada estrategia que han adquirido, cada consejo médico que han internalizado y cada lección sobre el manejo emocional de la diabetes se convierten en herramientas valiosas que llevarán consigo en el futuro. La información que han absorbido aquí les brindará la confianza y el conocimiento necesarios para enfrentar cualquier desafío que surja.

Quiero que sepan que no están solos en este camino. Han adquirido una comprensión profunda de su condición y han aprendido a ser los defensores más fuertes de su propia salud. Cada paso que den hacia adelante debe estar lleno de confianza y determinación, sabiendo que tienen el poder de manejar su diabetes y de vivir una vida plena.

En este punto, quiero expresar mi agradecimiento más sincero. Gracias por confiar en este libro como fuente de orientación y apoyo. Cada palabra que han leído ha sido cuidadosamente seleccionada con la intención de brindarles la información más precisa y útil. Estoy profundamente agradecido por su dedicación y compromiso con su salud, y estoy inspirado por su valentía al enfrentar la diabetes con determinación y coraje.

A medida que avanzan en sus vidas después de este libro, les aliento a seguir siendo proactivos en su cuidado. Continúen educándose, mantengan una comunicación abierta con sus profesionales de la salud y, sobre todo, practiquen el autocuidado constante. Ustedes son los pilares de su propia salud y bienestar, y su valentía al enfrentar la diabetes les llevará lejos.

En este cierre, quiero desearles todo lo mejor en su viaje continuo. Que cada día esté lleno de salud, esperanza y determinación. Que sigan viviendo sus vidas con una mentalidad positiva y una actitud resiliente. Estoy confiado en que cada uno de ustedes tiene el poder de enfrentar la diabetes con valentía y vivir una vida abundante y significativa.

Con gratitud y admiración,
El Dr. Paul Sterling

# Don't miss out!

Visit the website below and you can sign up to receive emails whenever Dr. Paul Sterling publishes a new book. There's no charge and no obligation.

https://books2read.com/r/B-A-DOZAB-SJPQC

BOOKS2READ

Connecting independent readers to independent writers.

Did you love *Controlando la Diabetes: Guía para Gestionar la Diabetes Tipo 1, Tipo 2 y Gestacional. Estrategias Prácticas para el Manejo del Azúcar en Sangre y Adaptación al Estilo de Vida*? Then you should read *Domina la Gastritis: Guía Integral para Comprender y Tratar la Gastritis Aguda, Crónica y Erosiva, además del Manejo de la Inflamación Estomacal*[1] by Dr. Paul Sterling!

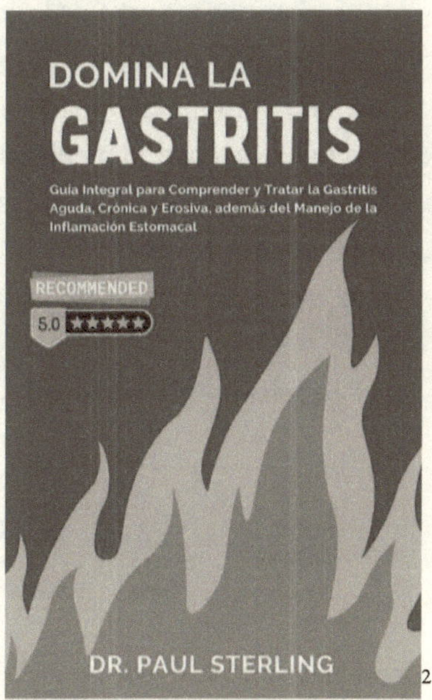

[2]

**¿Estás buscando una solución definitiva para tus problemas gástricos?**

Esta guía exhaustiva te lleva de la mano a través del complejo mundo de la gastritis, desde entender los intrincados procesos de la digestión hasta descifrar los síntomas y las causas. Con un enfoque profundo en el diagnóstico y tratamientos tanto convencionales como holísticos, este libro es tu compañero indispensable en el viaje hacia un estómago saludable y libre de molestias.

Lo que aprenderás:

Comprende los procesos digestivos como un experto.Profundiza en los tipos y causas de la gastritis para una comprensión completa.Reconoce los síntomas a través del lenguaje gástrico y aprende a interpretar las señales de tu

---

1. https://books2read.com/u/4EpeJE

2. https://books2read.com/u/4EpeJE

cuerpo.Domina el arte del diagnóstico y el diagnóstico diferencial para una evaluación precisa de tu salud gástrica.Explora enfoques de tratamiento convencionales y holísticos, dándote el poder de elegir lo que mejor se adapte a ti.Descubre estrategias de prevención y ajustes en el estilo de vida que pueden marcar la diferencia en tu bienestar gástrico.Obtén apoyo nutricional sólido y aprende cómo la dieta puede ser tu aliada en la lucha contra la gastritis.Abordamos trastornos gástricos más allá de la gastritis, asegurando que estés preparado para cualquier desafío.Enfócate en la salud gástrica en grupos específicos como niños, ancianos y mujeres embarazadas, garantizando un cuidado adaptado.Explora la conexión entre el bienestar mental y emocional y tu salud gástrica para una abordaje holístico y completo.

Con esta guía en tus manos, estarás equipado con el conocimiento y las herramientas necesarias para conquistar la gastritis y vivir una vida plena y sin molestias estomacales.

**¡Tu viaje hacia un estómago feliz comienza aquí!**

# Also by Dr. Paul Sterling

**Mejora tu Calidad de Vida**

Domina la Gastritis: Guía Integral para Comprender y Tratar la Gastritis Aguda, Crónica y Erosiva, además del Manejo de la Inflamación Estomacal
Controlando la Diabetes: Guía para Gestionar la Diabetes Tipo 1, Tipo 2 y Gestacional. Estrategias Prácticas para el Manejo del Azúcar en Sangre y Adaptación al Estilo de Vida

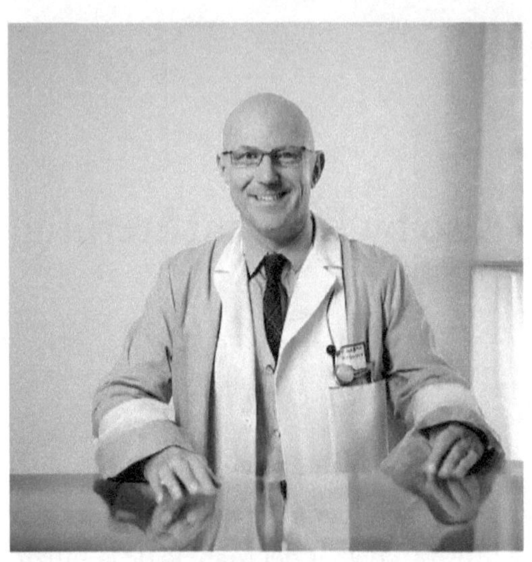

# About the Author

El Dr. Paul Sterling es un respetado investigador médico y autor prolífico, destacándose como líder influyente en el campo de la medicina. Con una carrera multifacética que abarca diversas especialidades, ha dejado una marca indeleble en la innovación médica. Su dedicación apasionada a la investigación y su profundo conocimiento en diversas áreas de la medicina lo han convertido en un referente en el campo de la medicina. Reconocido con numerosos premios y honores, el Dr. Sterling se destaca por su compromiso inquebrantable con la mejora de la atención médica y el bienestar de los pacientes. Además, como autor consumado, ha escrito numerosos libros aclamados que educan e inspiran a personas de todas las edades sobre temas de salud. Su habilidad para comunicar conceptos médicos complejos de manera accesible lo convierte en un educador ejemplar, cuyo legado perdurará gracias a su incansable búsqueda de la excelencia en la medicina y su dedicación para mejorar la vida de los demás.